MW00930728

WHO SAID IT: _____

DATE: _____

WHERE: _____

_____

66 _____

_____

_____

_____

_____ **99**

WHO SAID IT: _____

DATE: _____

WHERE: _____

_____

WHO SAID IT: _____

DATE: _____

WHERE: _____

_____

WHO SAID IT: _____

DATE: _____

WHERE: _____

_____

66 _____

_____

_____

_____

_____

_____ 99

" _____

_____

_____

_____

_____ **"**

WHO SAID IT: _____

DATE: _____

WHERE: _____

_____

WHO SAID IT: _____

DATE: _____

WHERE: _____

_____

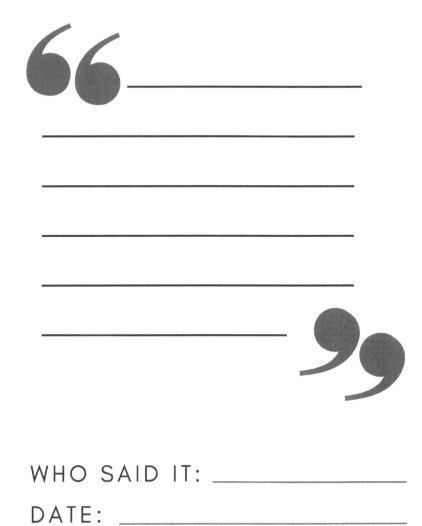

WHO SAID IT: _____

DATE: _____

WHERE: _____

_____

WHO SAID IT: _____

DATE: _____

WHERE: _____

_____

WHO SAID IT: _____

DATE: _____

WHERE: _____

_____

WHO SAID IT: _____

DATE: _____

WHERE: _____

_____

66 _____

_____

_____

_____

_____

_____ **99**

WHO SAID IT: _____

DATE: _____

WHERE: _____

_____

WHO SAID IT: _____

DATE: _____

WHERE: _____

_____

WHO SAID IT: _____

DATE: _____

WHERE: _____

_____

66

_____

_____

_____

_____

_____

99

WHO SAID IT: _____

DATE: _____

WHERE: _____

_____

_____

_____

_____

_____

_____

WHO SAID IT: _____

DATE: _____

WHERE: _____

_____

WHO SAID IT: _____

DATE: _____

WHERE: _____

_____

66 _____

_____

_____

_____

_____ 99

WHO SAID IT: _____

DATE: _____

WHERE: _____

_____

WHO SAID IT: _____

DATE: _____

WHERE: _____

_____

WHO SAID IT: _____

DATE: _____

WHERE: _____

_____

WHO SAID IT: _____

DATE: _____

WHERE: _____

_____

WHO SAID IT: _____

DATE: _____

WHERE: _____

_____

enjoy every moment.

WHO SAID IT: _____

DATE: _____

WHERE: _____

_____

WHO SAID IT: _____

DATE: _____

WHERE: _____

_____

WHO SAID IT: _____

DATE: _____

WHERE: _____

_____

WHO SAID IT: _____

DATE: _____

WHERE: _____

_____

WHO SAID IT: _____

DATE: _____

WHERE: _____

_____

WHO SAID IT: _____

DATE: _____

WHERE: _____

_____

66

_____

_____

_____

_____

_____

_____

99

WHO SAID IT: _____

DATE: _____

WHERE: _____

_____

WHO SAID IT: _____

DATE: _____

WHERE: _____

_____

WHO SAID IT: _____

DATE: _____

WHERE: _____

_____

66 _____

_____

_____

_____

_____ **99**

WHO SAID IT: _____

DATE: _____

WHERE: _____

_____

WHO SAID IT: _____

DATE: _____

WHERE: _____

_____

WHO SAID IT: _____

DATE: _____

WHERE: _____

_____

66 _____

_____

_____

_____

_____

_____ **99**

WHO SAID IT: _____

DATE: _____

WHERE: _____

_____

WHO SAID IT: _____

DATE: _____

WHERE: _____

_____

WHO SAID IT: _____

DATE: _____

WHERE: _____

_____

WHO SAID IT: _____

DATE: _____

WHERE: _____

_____

" _____

_____

_____

_____

_____ **"**

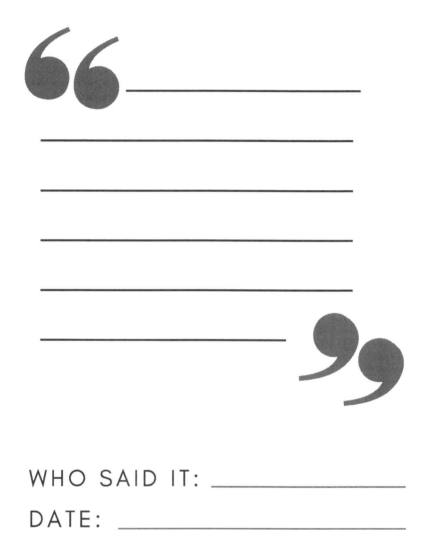

WHO SAID IT: _____

DATE: _____

WHERE: _____

_____

WHO SAID IT: _____

DATE: _____

WHERE: _____

_____

" _____

_____

_____

_____

_____ **"**

WHO SAID IT: _____

DATE: _____

WHERE: _____

_____

Carpe diem!

WHO SAID IT: _____

DATE: _____

WHERE: _____

_____

WHO SAID IT: _____

DATE: _____

WHERE: _____

_____

WHO SAID IT: _____

DATE: _____

WHERE: _____

_____

WHO SAID IT: _____

DATE: _____

WHERE: _____

_____

66 _____

_____

_____

_____

_____

_____ 99

WHO SAID IT: _____

DATE: _____

WHERE: _____

_____

WHO SAID IT: _____

DATE: _____

WHERE: _____

_____

WHO SAID IT: _____

DATE: _____

WHERE: _____

_____

66 _____

_____

_____

_____

_____ 99

WHO SAID IT: _____

DATE: _____

WHERE: _____

_____

WHO SAID IT: _____

DATE: _____

WHERE: _____

_____

WHO SAID IT: _____

DATE: _____

WHERE: _____

_____

66 _____

_____

_____

_____

_____

_____ 99

WHO SAID IT: _____

DATE: _____

WHERE: _____

_____

WHO SAID IT: _____

DATE: _____

WHERE: _____

_____

WHO SAID IT: _____

DATE: _____

WHERE: _____

_____

WHO SAID IT: _____

DATE: _____

WHERE: _____

_____

"

_____

_____

_____

_____

_____
"

WHO SAID IT: _____

DATE: _____

WHERE: _____

_____

WHO SAID IT: _____

DATE: _____

WHERE: _____

_____

" _____

_____

_____

_____

_____ **"**

WHO SAID IT: _____

DATE: _____

WHERE: _____

_____

WHO SAID IT: _____

DATE: _____

WHERE: _____

_____

WHO SAID IT: _____

DATE: _____

WHERE: _____

_____

precious moments

WHO SAID IT: _____

DATE: _____

WHERE: _____

_____

WHO SAID IT: _____

DATE: _____

WHERE: _____

_____

66 _____

_____

_____

_____

_____

_____ 99

WHO SAID IT: _____

DATE: _____

WHERE: _____

_____

WHO SAID IT: _____

DATE: _____

WHERE: _____

_____

WHO SAID IT: _____

DATE: _____

WHERE: _____

_____

66 _____

_____

_____

_____

_____ **99**

WHO SAID IT: _____

DATE: _____

WHERE: _____

_____

" _____

_____

_____

_____

_____

_____ **"**

WHO SAID IT: _____

DATE: _____

WHERE: _____

_____

WHO SAID IT: _____

DATE: _____

WHERE: _____

_____

" _____

_____

_____

_____

_____

_____ "

WHO SAID IT: _____

DATE: _____

WHERE: _____

_____

WHO SAID IT: _____
DATE: _____
WHERE: _____
_____

WHO SAID IT: _____

DATE: _____

WHERE: _____

_____

WHO SAID IT: _____

DATE: _____

WHERE: _____

_____

WHO SAID IT: _____

DATE: _____

WHERE: _____

_____

WHO SAID IT: _____

DATE: _____

WHERE: _____

_____

"_____

_____

_____

_____

_____

_____ "

WHO SAID IT: _____

DATE: _____

WHERE: _____

_____

WHO SAID IT: _____

DATE: _____

WHERE: _____

_____

WHO SAID IT: _____

DATE: _____

WHERE: _____

_____

WHO SAID IT: _____

DATE: _____

WHERE: _____

_____

WHO SAID IT: _____

DATE: _____

WHERE: _____

_____

WHO SAID IT: _____

DATE: _____

WHERE: _____

_____

live
laugh
love

WHO SAID IT: _____

DATE: _____

WHERE: _____

_____

WHO SAID IT: _____

DATE: _____

WHERE: _____

_____

66_____

_____

_____

_____

_____

_____ 99

WHO SAID IT: _____

DATE: _____

WHERE: _____

_____

WHO SAID IT: _____

DATE: _____

WHERE: _____

WHO SAID IT: _____

DATE: _____

WHERE: _____

_____

" " _____

_____

_____

_____

_____

_____ " "

WHO SAID IT: _____

DATE: _____

WHERE: _____

_____

WHO SAID IT: _____

DATE: _____

WHERE: _____

_____

WHO SAID IT: _____

DATE: _____

WHERE: _____

_____

WHO SAID IT: _____

DATE: _____

WHERE: _____

_____

WHO SAID IT: _____

DATE: _____

WHERE: _____

_____

66 _____

_____

_____

_____

_____

_____ **99**

WHO SAID IT: _____

DATE: _____

WHERE: _____

_____

"_____

_____

_____

_____

_____

_____   "

WHO SAID IT: _____

DATE: _____

WHERE: _____

_____

WHO SAID IT: _____

DATE: _____

WHERE: _____

_____

"_____

_____

_____

_____

_____

_____

WHO SAID IT: _____

DATE: _____

WHERE: _____

_____

WHO SAID IT: _____

DATE: _____

WHERE: _____

_____

WHO SAID IT: _____

DATE: _____

WHERE: _____

_____

WHO SAID IT: _____

DATE: _____

WHERE: _____

_____

66 _____

_____

_____

_____

_____

_____ 99

WHO SAID IT: _____

DATE: _____

WHERE: _____

_____

WHO SAID IT: _____

DATE: _____

WHERE: _____

_____

life is good

WHO SAID IT: _____

DATE: _____

WHERE: _____

_____

WHO SAID IT: _____

DATE: _____

WHERE: _____

_____

66 _____

_____

_____

_____

_____

_____ 99

WHO SAID IT: _____

DATE: _____

WHERE: _____

_____

66 _____

_____

_____

_____

_____

_____ **99**

WHO SAID IT: _____

DATE: _____

WHERE: _____

_____

WHO SAID IT: _____
DATE: _____
WHERE: _____
_____

WHO SAID IT: _____

DATE: _____

WHERE: _____

_____

WHO SAID IT: _____
DATE: _____
WHERE: _____
_____

WHO SAID IT: _____

DATE: _____

WHERE: _____

_____

WHO SAID IT: _____

DATE: _____

WHERE: _____

_____

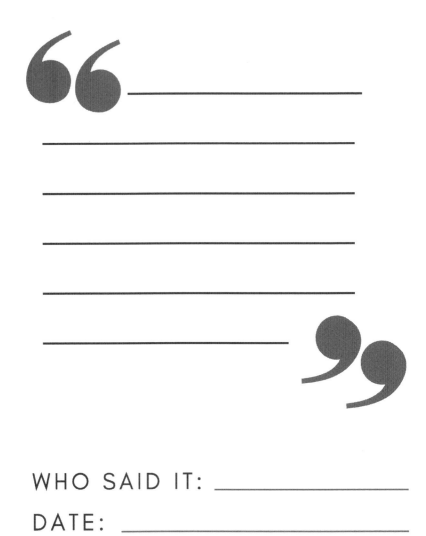

WHO SAID IT: _____

DATE: _____

WHERE: _____

_____

WHO SAID IT: _____

DATE: _____

WHERE: _____

_____

"

_____

_____

_____

_____

_____

_____ "

WHO SAID IT: _____

DATE: _____

WHERE: _____

_____

WHO SAID IT: _____

DATE: _____

WHERE: _____

_____

WHO SAID IT: _____

DATE: _____

WHERE: _____

_____

WHO SAID IT: _____

DATE: _____

WHERE: _____

_____

WHO SAID IT: _____

DATE: _____

WHERE: _____

_____

WHO SAID IT: _____

DATE: _____

WHERE: _____

_____

WHO SAID IT: _____

DATE: _____

WHERE: _____

_____

66 _____

_____

_____

_____

_____

_____ 99

Made in the USA
San Bernardino, CA
06 December 2018